ASILE DES ALIÉNÉS

DE PAU

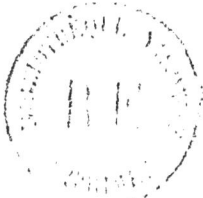

HISTORIQUE D'UN ASILE DÉPARTEMENTAL

développé presque exclusivement avec ses propres ressources

LE DOCTEUR GIRMA

Médecin-Directeur de l'Établissement.

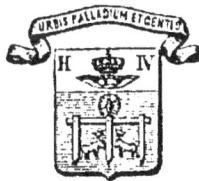

PAU

IMPRIMERIE-STÉRÉOTYPIE GARET, RUE DES CORDELIERS, 11

J. EMPÉRAUGER, IMPRIMEUR

—

1905

ASILE DES ALIÉNÉS
DE PAU

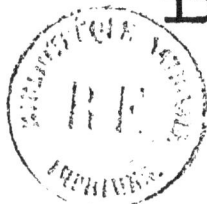

HISTORIQUE D'UN ASILE DÉPARTEMENTAL
développé presque exclusivement avec ses propres ressources.

PAR

LE DOCTEUR GIRMA

Médecin-Directeur de l'Établissement.

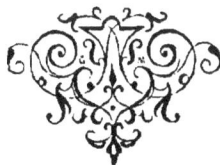

PAU

IMPRIMERIE-STÉRÉOTYPIE GARET, RUE DES CORDELIERS, 11.

J. EMPÉRAUGER, IMPRIMEUR

—

1905

ASILE DES ALIÉNÉS DE PAU

Historique d'un Asile départemental
développé presque exclusivement avec ses propres ressources.

Jusque vers la fin du xviii° siècle les aliénés du Béarn étaient renfermés dans la prison du Château de Pau. *(Les aliénés du Béarn dans les prisons du Château.)*

Le 9 Mai 1771 la Ville acheta au sieur Berdoulet, pour la somme de *20.000 fr.*, un immeuble sur l'emplacement du Musée actuel, pour y séquestrer les fous et d'autres catégories de malades indignes de l'Hôpital.

Au dire de deux Ingénieurs, qui furent alors consultés, 151 lits pouvaient y trouver place et 561 personnes y être renfermées.

A peu de frais, comme on le voit, on pouvait, à cette époque, loger beaucoup de pauvre monde !

Le 25 Août 1777 fut donnée l'adjudication de trois loges de fous qui furent installées dans les bâtiments de derrière, séparés par une cour des bâtiments principaux donnant sur la rue Porte-Neuve. Ces cabanons semblaient plutôt destinés à renfermer des animaux malfaisants que des créatures humaines [1]. *(Amorce du premier Asile de Pau en 1777.)*

Dans cet amas de misérables constructions, connu sous le nom de *Maison de Force*, vécurent longtemps pêle-mêle les malades évacués de la prison, les filles atteintes de maladies contagieuses, et les aliénés secourus plus tard par le Département [2]. *(Maison de Force.)*

---

1. — Extrait de l'*Indicateur de Pau* du 7 Juillet 1866.
2. — *Origine de l'Asile de Pau*, par le Dr Azcorr, et *Annales Médico-Psychologiques*, Juillet 1869.

Promiscuité des aliénés, des filles publiques et des malades des prisons.

Parmi les femmes syphilitiques longtemps enfermées dans les sous-combles du bâtiment donnant sur la rue Porte-Neuve, quelques-unes présentaient souvent le spectacle le plus hideux quand, aux trois quarts nues, ou couvertes de dégoûtants haillons, elles s'étalaient aux croisées provoquant et insultant les passants par les gestes et les propos les plus indécents [1].

Les aliénés plongés dans ce pandémonium y étaient-ils mieux traités qu'à la prison du Château ?

Chaînes et Carcans des Aliénés.

Il n'y paraît guère puisque jusqu'en 1831, c'est-à-dire pendant quarante ans encore après la réforme de Pinel, on les surchargea de lourdes chaînes, de carcans et de menottes dont les Congressistes de 1904 ont pu voir à l'Asile les monstrueux spécimens exposés pour ce jour-là seulement.

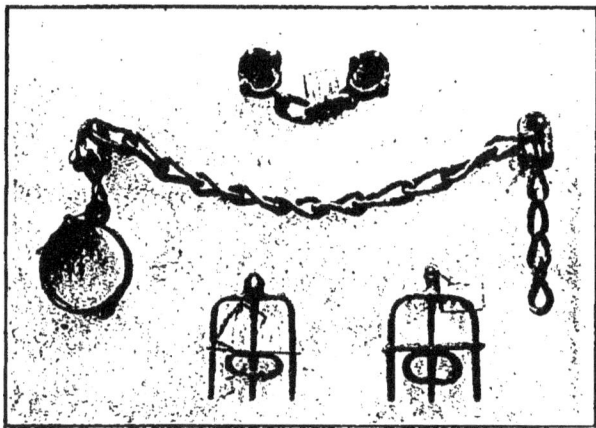

Chaîne et autres Instruments de Contention des aliénés, usités à l'ancien Asile de Pau jusqu'en 1834.

La chaîne en fer, munie de son carcan, mesure 1m,40 et pèse 4 k. 600.
Les menottes pèsent 1 k. 200.
Les entraves figurées sous la chaîne se serrent au moyen d'un écrou à ailettes.

Encore peut-il être intéressant de noter que le fait de les avoir évacués des prisons ordinaires, de les avoir réunis à d'autres malades, avant la Révolution de 1789, impliquait une connaissance plus exacte de la nature de la folie.

1. — Extrait de l'*Indicateur de Pau* du 7 Juillet 1866.

L'officier de santé préposé dès lors à ce service se substituait peu à peu aux philosophes moraux pour la connaissance des cas de folie[1]; la voie dans laquelle la psychiatrie et la médecine légale des aliénés devaient réaliser tant de bienfaits, était ouverte à Pau. La Révolution fit mieux. Elle réserva un espace pour l'emprisonnement des fous.

Il fallut attendre cependant 1834 pour faire tomber les chaînes et démolir ces vieilles bicoques. C'est le Dr Cazenave qui prit l'initiative d'une réforme si lente à venir dans ce pays. Peu à peu, de 1834 à 1854, sur les ruines de cette Maison de Force, Cazenave et son continuateur le Dr Chambert, élevèrent un véritable Asile constitué par deux immenses bâtiments longitudinaux et parallèles, divisés chacun en six segments formant autant de quartiers et possédant autant de cours[2].

Trois départements : les Hautes-Pyrénées, les Landes et les Basses-Pyrénées y colloquèrent leurs aliénés.

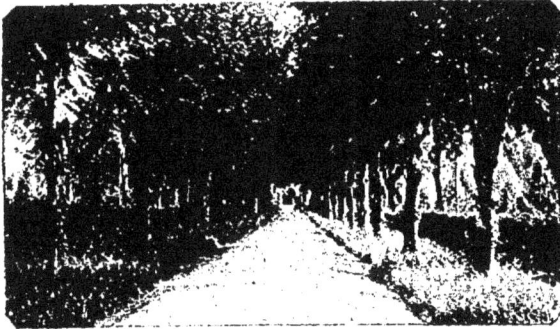

Une avenue de 300 mètres dans l'intérieur de l'Asile St-Luc.

Il ne devait pas garder longtemps cette destination. L'espace en était trop mesuré; des rues en construction l'enserraient et l'empêchaient de s'étendre. Pas d'autres perspectives que celles des étages voisins dont la vue surexcitait les malades, aucun moyen d'occuper les aliénés à leurs travaux antérieurs, puisqu'ils n'avaient à leur disposition d'autre champ de culture que des préaux restreints.

1. — Arrêts du Parlement de Navarre du 22 Août 1749 et du 8 Mai 1760, chargeant les philosophes moraux de l'examen des aliénés.
2. — Dr BERTHIER, médecin en chef des aliénés de Bicêtre : *Excursions scientifiques dans les Asiles d'aliénés de France*. Paris, 1865.

(marginalia)
L'aliéné justiciable du Médecin.

Suppression des chaînes en 1834.

Édification d'un premier Asile.

**Création
d'une annexe
agricole.**

Frappé de ces inconvénients, le Dr Auzouy, médecin-directeur de l'Asile de Pau, obtint en 1860 la création d'une annexe agricole sur le territoire actuel de St-Luc, à 2.500 mètres du centre de la Ville, où 23 hectares de terrain furent d'abord loués puis achetés pour le prix de 110.000 francs. 25 aliénés travailleurs en furent les premiers colons.

Peu de temps après, cet aliéniste conçut le projet d'y fonder un nouvel Asile. Pour entreprendre les constructions dont il devait se composer, il indiquait comme ressources le prix de la vente de l'Asile de Pau, qui atteignit 300.000 francs, un emprunt de 450.000 francs gagé par le Département qui serait amorti par les bonis de l'Asile, et les économies déjà réalisées montant à 55.000 francs.

**Abandon
de
l'ancien Asile.**

La première pierre de l'Asile St-Luc fut posée le 1er Juillet 1865 et dès le 15 Juin 1868, tous les services y étaient installés et l'ancien Asile était évacué.

**Création
de
l'Asile St-Luc.**

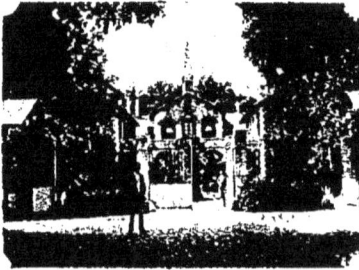

Entrée principale des Services administratifs.

Heureuse spéculation, dont on peut mesurer la portée aujourd'hui que l'on sait que ce département qui, n'ayant doté cette œuvre que des 300.000 fr. provenant de la vente de l'ancien Asile, se trouve propriétaire aux portes de la ville d'un terrain de 54 hectares, d'un immeuble dont la valeur justifiée par le total des emprunts successifs dépasse deux millions, sans compter le mobilier évalué à plus de 500.000 francs, où il peut hospitaliser en tout confort ses indigents à un prix de journée qui a baissé progressivement, jusqu'à descendre au-dessous de 0 fr. 75.

Il n'est que juste d'en reporter le principal mérite à Auzouy qui eut l'intuition de cette formule et sut la faire aboutir.

Le nombre des aliénés était de 100 en 1840 et de 435 en 1868 quand s'ouvrit l'Asile St-Luc. Aujourd'hui il dépasse 900.

**État primitif
du nouvel
Asile St-Luc.**

A l'origine, St-Luc comprenait, en dehors des services généraux, quatre quartiers de traitement dans l'une et l'autre section des hommes et des femmes, répondant à des quartiers de tranquilles travailleurs, semi-tranquilles, agités et semiagités, infirmes et gâteux. Les épileptiques étaient disséminés parmi les autres malades. Un seul pavillon contenait les pensionnaires de toutes les classes et de tous les types morbides.

En 1872, M. Auzouy dota l'Établissement de deux nouveaux quartiers chez les hommes comme chez les femmes, l'un pour les agités et l'autre pour les épileptiques, réunis par un quartier cellulaire.

Agrandissements successifs. Quartiers spéciaux pour les indigents épileptiques et les agités.

En 1880, le Dr Lafitte qui, en 1878, avait succédé au Dr Auzouy, fit adopter et put réaliser au pensionnat la création de deux pavillons supplémentaires à trois ailes pour le classement des agités, des malpropres et des épileptiques avec chambres d'isolement pour les plus agités et chambres plus confortables pour les pensionnaires de première classe rentrant dans les autres catégories de ce quartier spécial.

Quartiers spéciaux pour les pensionnaires malpropres, épileptiques et agités.

La renommée grandissante de l'Asile et du climat de Pau y attirant une clientèle croissante, M. Lafitte n'hésita pas à proposer la création de villas somptueuses pour de riches payants. Son projet, considéré comme téméraire, se heurta à bien des difficultés. Il réussit cependant à le faire aboutir en 1882 et nul ne le regrette aujourd'hui que les dix appartements que contient chacune d'elles sont constamment occupés et insuffisants pour satisfaire à toutes les demandes d'admission.

Villas hors classe.

Ce fut encore ce clairvoyant administrateur qui, n'ayant que trop souvent à constater la mauvaise qualité des viandes fournies par voie d'adjudication, renonça résolument à ce mode d'approvisionnement, institua un abattoir dans l'Asile et la pratique des achats du bétail sur pied, qui depuis lors a assuré aux malades des viandes de premier choix à des prix plus bas que ceux qu'une coalition de bouchers avait fini par imposer pour des livraisons trop souvent défectueuses.

Création d'un abattoir pour la boucherie.

Telles innovations que cette dernière qui, à première vue, peuvent paraître de peu d'importance, méritent cependant de retenir l'attention des administrateurs des grands Établissements hospitaliers où elles sont réalisables, car elles dévoilent une des causes de la fortune de St-Luc.

A cet élan vers le mieux les successeurs d'Auzouy et de Lafitte pouvaient d'autant moins se soustraire que les bonis de l'Asile, augmentant sans cesse, n'étaient pas entièrement absorbés par les dépenses de construction, et que l'accroissement numérique des malades allait encore plus vite que la progression des logements.

M. le Dr Reverchon qui, en 1888, succéda à Lafitte après une courte direction du Dr Pons, eut vite senti la nécessité de réagir contre l'encombrement. En désencombrant l'Asile, il le dota de nouveaux organes de traitement.

Pavillon des travailleurs agricoles. En 1890-1891, les travailleurs agricoles virent bâtir pour eux une nouvelle demeure au milieu des champs, où depuis lors ils vivent en dehors des murs dans une quasi-liberté.

Pavillon d'infirmerie pour les aliénés indigents. Pour les hommes encore on fit un pavillon d'infirmerie complètement détaché des quartiers dans une prairie avoisinante.

Buanderie et logement des buandières. Pour les femmes une vaste buanderie au milieu des jardins, adossée à la machinerie à vapeur, à laquelle vinrent s'ajouter **Meunerie et boulangerie.** une minoterie et une boulangerie qui furent, de la part de M. Reverchon, une de ces inspirations heureuses, rappelant celle de M. Lafitte, préconisant un abattoir pour échapper aux serres des adjudicataires.

Porcherie modèle. Une porcherie modèle et un grand dépotoir-étanche porté à l'extrémité Est de la propriété — que sa retraite prématurée en 1892 ne lui permit pas de voir terminer — entraient également dans le programme qu'il avait conçu et qui, en tous points, lui fait le plus grand honneur. Cet administrateur accentua le système des bâtiments dispersés qui malheureusement n'a pas toujours été suivi depuis.

.•.

Harmonie administrative. Si les diverses étapes d'un Asile s'inscrivent d'habitude sous les noms de ses Directeurs, il serait excessif d'en conclure, ici principalement, qu'ils furent les seuls artisans de son essor et de ses progrès. Incontestablement c'est bien d'eux qu'on attend et que partent presque toujours les initiatives et les premières études. Pour réaliser leurs plans faut-il encore que, suivant l'expression du Dr Auzouy, « il se puisse rencontrer des architectes dont le talent ne croit pas déchoir en puisant ses inspirations dans la pensée médicale » et, doit-on ajouter, des influences éclairées susceptibles d'en faire comprendre la nécessité auprès des Pouvoirs publics.

L'Administration de l'Asile eut toujours et, de plus en plus, cette bonne fortune de faire corps avec une Commission de surveillance remarquablement composée d'hommes compétents qui, en toutes circonstances, employèrent avec opiniâtreté tout le crédit dont ils disposaient pour améliorer l'œuvre dont ils avaient la garde et le plus grand souci.

L'heure vint, en effet, où le Conseil Général, lassé des agrandissements successifs dont il ne pouvait plus prévoir le terme, crut devoir mettre le holà à tout nouveau projet.

C'était en 1892. Pour obtenir des votes favorables, peut-être avait-on eu le tort de laisser entendre à cette Assemblée qu'après chaque programme qu'on lui soumettait, l'ère des achèvements était close, comme si le nombre des cas de folie constatés à une époque déterminée ne pouvait plus être dépassé. Il progressait au contraire avec une telle rapidité que, malgré toutes les places qu'on venait de créer, les dortoirs étaient à ce point gorgés de lits qu'ils se touchaient tous, et que pour arriver aux derniers, il fallait en enjamber toute la série. *Encombrement de l'Asile St-Luc.*

La mortalité devenait inquiétante.

Devant cette nouvelle démonstration de la nécessité de poursuivre les travaux d'agrandissement, le Conseil Général se laissa fléchir et autorisa l'Asile à utiliser ses bonis pour de nouveaux perfectionnements. *Nécessité de nouveaux agrandissements.*

L'ancienne buanderie qui, primitivement, avait été si mal placée à l'entrée même des quartiers de traitement est transformée en logement de ménagères. Vingt lits trouvent place au 1er étage et le rez-de-chaussée devient une élégante salle de théâtre pouvant contenir 200 personnes où les malades, encadrés par les infirmiers ou les infirmières, donnent des représentations dramatiques ou musicales fort goûtées (1895). *Habitation des ménagères. Salle de représentations théâtrales.*

Les quartiers centraux élargis (système que seules l'urgence et des raisons impérieuses d'économie pouvaient justifier) procurent 80 places à 20 mètres cubes par lit (1899). *Agrandissement des quartiers centraux.*

Une aile comprenant un vaste réfectoire et un dortoir de 20 lits (20 mètres cubes par lit) vient terminer le bâtiment des travailleurs agricoles (1899). *Achèvement du quartier des agriculteurs.*

Pour la communauté des religieuses-surveillantes et le personnel de l'Administration, insuffisamment logé jusque-là, deux grands pavillons (1899) achèvent d'encadrer le square au centre duquel se dresse la chapelle de l'Établissement, don antérieur d'une bienfaitrice, Mme Adoue. *Nouveaux pavillons pour les sœurs et une partie du personnel administratif. Église.*

Des ateliers, très complets et confortables, viennent s'adosser au préau des aliénés tranquilles qui, n'ayant qu'un porche à *Ateliers.*

2.

franchir, passent sans désordre et sans perte de temps de leurs salles de réunion à leur chantier de travail (1899).

Infirmerie des indigentes.

Une vaste infirmerie pour les femmes, bien détachée en pleins champs, sur un point symétrique à celui qu'occupe l'infirmerie des hommes, est terminée en cette même année 1899. L'air et la lumière y sont distribués à profusion. Chaque malade a près de 50 mètres cubes d'air par lit. Tout est peint au ripolin, et lui donne plutôt les allures d'un irréprochable sanatorium que des habituelles infirmeries d'Asile d'aliénés. Elle a particulièrement frappé l'attention des Congressistes.

170 lits ont pu, grâce à ces nouvelles constructions, être retirés des anciens dortoirs qui retrouvaient plus d'aisance et surtout enfin un air respirable. Du coup, la mortalité baissait rapidement de 50 % environ pour ne plus représenter en ces derniers exercices qu'un pourcentage de 5 % sur l'ensemble de la population.

Chalet spécial pour un seul pensionnaire.

Création d'avenues.

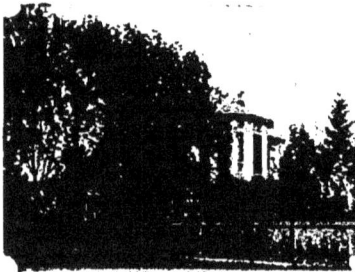

Un coin de Chalet et jardin pour un seul pensionnaire.

Un chalet spécial pour un seul pensionnaire était édifié dans le voisinage des villas érigées sous M. Lafitte pour les grands payants.

Pour réunir ces bâtiments épars, de larges avenues, où les arbres ont eu vite fait de pousser, en ce pays de végétation luxuriante, ont été ouvertes dans toutes les directions.

Agrandissement et transformations des préaux.

Tous les préaux des indigents ont été successivement agrandis et transformés en parcs ombreux.

L'histoire de l'Asile St-Luc présente cette particularité suggestive que plus il s'est agrandi, sans jamais engager les fonds départementaux, puisque ses bonis ont toujours assuré l'amortissement des emprunts nécessaires à l'exécution de ces agrandissements, plus le département des Basses-Pyrénées a pu réduire le prix de journée voté pour l'entretien des aliénés à sa charge[1].

1. — Ces résultats parurent si extraordinaires au Vice-Consul Anglais résidant à Pau, M. Whiteway, qu'il vint à plusieurs reprises se documenter minu-

Ainsi en advint-il après l'étape terminée en 1900, que je viens de retracer. Le prix de journée qui était de 0 fr. 85 ne fut plus observé par le Département qui, sous forme forfaitaire variable à chaque exercice, l'a fait descendre en réalité au-dessous de 0,75.

Encore était-il, par ce fait, encouragé à favoriser une fois de plus l'essor d'un Établissement qui lui donnait si peu de mécomptes, et il fit bon accueil à une nouvelle série de projets qui s'exécutent aujourd'hui, dont le devis atteint 400.000 fr. trouvés dans un nouvel emprunt gagé comme les précédents sur les ressources de St-Luc.

En voici l'énumération :

Série des
agrandissements
en cours
d'exécution.

Pensionnat. — Construction d'une infirmerie spéciale pour le pensionnat des hommes et d'une autre semblable pour celui des femmes, évaluées ensemble...................................... 105.300ᶠ »

Construction d'un chalet particulier pour pensionnaire. 34.200 »

Acquisition de terrain et travaux de voirie pour le déplacement d'un chemin public situé au sud du pensionnat, pour permettre l'extension de ce dernier........... 25.000 »

Clôture et grille d'entrée sur ce chemin avec pavillon de concierge et salons-parloirs pour les familles des pensionnaires... 40.800 »

Ferme. — Construction de divers bâtiments à l'usage de vacherie, bouverie, jumenterie, étable pour animaux isolés et de boucherie, hangars divers pour matériel et denrées, laiterie, lapineries, volières, une deuxième porcherie, avec installations accessoires................................... 126.650 »

Dépôt mortuaire, avec salon d'exposition, salles d'autopsie, de préparations et conservations nécropsiques, en remplacement du dépôt mortuaire actuel, insuffisant et défectueux... 13.550 »

Installation du chauffage par la vapeur pour les cuisines et salles de bains, et parachèvement des travaux d'alimentation hydraulique et des égouts.......................... 55.000 »

TOTAL................ 400.500ᶠ »

Même après ces multiples transformations il ne faudrait pas regarder de trop près pour ne pas constater des lacunes et de

tieusement sur le fonctionnement de l'Asile, ses origines, son évolution, le confort matériel des malades, etc...., et fit de ses observations le sujet d'un mémoire publié, en Juillet 1900, par le *Journal of Mental Science*, sous le titre : « L'ASILE DE PAU — UN ASILE PUBLIC SE SUFFISANT PAR LUI-MÊME. »
Paru plus tard en brochure, cet article fut traduit en allemand par le Dᵣ Baesler, en Silésie.

nombreux desideratas. Mieux vaut réserver l'avenir et ne jamais fermer délibérément la porte au progrès.

Déjà des préoccupations très vives se font jour sur le manque d'infirmeries de contagieux, de quartiers d'enfants, etc. La liste des améliorations peut-elle être jamais close ?

**

Composition actuelle de St-Luc.

A ce jour, les améliorations et agrandissements en voie d'exécution compris, St-Luc se compose d'un Asile d'indigents et d'un Pensionnat formant deux établissements presque distincts.

La superficie totale est de 54 hectares dont 11 servant d'assiette aux habitations et 43 réservés à l'exploitation agricole.

Les dispositions sont les suivantes :

Quartiers des indigents et services généraux.

Encadrant une cour mauresque, les services généraux comprennent les villas et pavillons réservés au personnel médical et administratif, les bureaux, la cuisine, la dépense, la lingerie, la pharmacie.

Encadrant le square de la chapelle, la communauté des sœurs, les magasins, les annexes des cuisines, les logements du personnel médical et administratif de second rang : au centre du square, la chapelle.

A droite et à gauche de ce groupe de bâtiments, de longues galeries couvertes donnent accès à tous les quartiers de traitement des aliénés indigents au nombre de six dans la division des hommes et de sept dans celle des femmes.

Soit dans la division des hommes :

Un quartier de malades d'ateliers ;
—   de malades maraîchers ;
—   de semi-tranquilles et en observation ;
—   de malpropres alités ;
—   d'épileptiques ;
—   d'agités.

Et dans la division des femmes :

Un quartier de ménagères, et la salle de théâtre ;
—   de couturières ;
—   de tricoteuses et éplucheuses ;
—   de malpropres alitées ;
—   de semi-tranquilles et en observation ;
—   d'épileptiques ;
—   d'agitées.

Au Nord de cette ligne de constructions de 360 mètres de longueur, une deuxième ligne parallèle encore plus longue mais où les pavillons sont plus clairsemés, séparée de la première par la profondeur des préaux et une large avenue de près de 500 mètres de longueur.

On y voit s'échelonner sur de grands espaces pour les hommes :

A l'extrémité Ouest un pavillon d'infirmerie pour 50 malades.

A l'extrémité Est une vaste habitation pour 60 travailleurs agricoles et tous les organes d'une grandiose ferme modèle délimitant sur ses quatre côtés une cour normande dont la superficie dépasse deux hectares.

Dans un bosquet voisin, le nouvel amphithéâtre, masqué par des massifs d'arbustes et de fleurs, à plus de 100 mètres de toute habitation.

Pour les femmes :

Une infirmerie, genre sanatorium moderne, entre cour et parc réservés.

Plus loin, les diverses installations de la buanderie et du repassage et les logements contigus des malades employées à ces besognes. Tout à fait au nord, perdu au milieu des jardins potagers, l'abattoir.

La nomenclature des villas du pensionnat est moins longue. Cinq unités de chaque côté, soit, pour les hommes comme pour les femmes :   **Pensionnat.**

Un pavillon de tranquilles ;
—   d'agités, épileptiques et malpropres ;
—   d'infirmerie pour toutes classes ;
—   pour les grands payants ;
Un chalet particulier pour un seul pensionnaire.

L'ensemble de ces villas est en façade au midi, au-devant de l'Asile, limité sur une longueur de 500 mètres par une élégante grille bordant un chemin public, avec au-delà de grands espaces libres qui sont encore la propriété de l'établissement. Comme paysage de fond les hautes cimes des Pyrénées.

« C'est un émerveillement général [1], écrit à la suite de cette » visite, un chroniqueur du Congrès. Dans un cadre de féerie

1. — *L'Indépendant des Basses-Pyrénées* (5 Août 1901).

» ayant pour rideau de fond la superbe chaîne des Pyrénées
» avec ses deux pics : le pic du Midi de Bigorre et le pic du
» Midi d'Ossau, les montagnes bleues profilent leurs lignes
» heurtées sur un ciel plus bleu encore, sur le beau ciel de Pau.
» Au premier plan un écroulement de verdure sur les coteaux,
» glissant en avalanches de frondaisons touffues et puissantes,
» puis des pelouses, des massifs d'arbres d'essences diverses,
» des parterres de fleurs, des rideaux verts de volubilis grim-
» pant sur les terrasses de St-Luc, nid parfumé des senteurs
» des roses, des magnolias et des verveines, etc... ».

Le total de tous ces bâtiments s'élève à quarante-quatre.

Les logements réservés aux travailleurs offrent cette particularité des plus avantageuses d'être installés au centre même de
leurs occupations. Grandes ménagères (occupées aux cuisines,
à la pharmacie ou à la lingerie), ouvrières buandières et repas-
seuses, ouvriers techniques, agriculteurs, peuvent dès lors
passer de leur habitation à leur travail sans rencontrer les
aliénés des autres quartiers, sans désordre et sans perte de
temps.

Installations balnéaires. Une autre particularité qui a bien ses inconvénients au point
de vue de la dissémination de la surveillance et de la consom-
mation en combustible, mais aussi de grands avantages au
point de vue du calme et de la sélection des baigneurs, consiste
dans la multiplicité des salles de bains et d'hydrothérapie.
Chaque catégorie de pensionnaires a la sienne, contiguë à
son pavillon. Il en est de même pour les infirmeries, pour les
chalets particuliers, les épileptiques, les agités et les tranquilles
indigents.

Gaz et électricité. L'éclairage est assuré partout moyennant une double distribu-
tion de gaz et d'électricité, l'un suppléant l'autre en cas d'inter-
ruption.

Eau potable. L'eau puisée dans la nappe souterraine est parfaite. Des
machines à vapeur l'élèvent dans un château-d'eau, et des
réservoirs à air comprimé vont permettre d'inonder les toitures
en cas d'incendie.

Égouts. Un réseau d'égouts étendu à toutes les parties de l'Asile
entraîne toutes les eaux usées en conduite fermée jusqu'à un
collecteur central qui se vide dans le grand égout de Pau.

Chauffage à la vapeur. La préparation des aliments et des bains va se faire, dès cette année, à la vapeur au moyen de générateurs installés dans la machinerie de l'Asile.

Toutes les salles de jour et de nuit sont ou vont être peintes au ripolin.

.*.

Gestion économique.

Le prix de revient d'un aliéné indigent à l'Asile St-Luc, calculé aussi exactement que possible après un très long et minutieux travail réclamé par le Conseil Général, a été pour 1903, et est approximativement depuis quelques exercices de :

> 1 fr. 28 par jour en argent,
> et 1 fr. 30 en y ajoutant la valeur des produits récoltés et consommés.

Or le prix de journée payé à l'Asile par le département des Basses-Pyrénées pour la moyenne des 150 malades à son compte gravite autour de 0 fr. 75, soit la moitié environ des dépenses occasionnées par les indigents.

On voit dès lors l'énorme bénéfice que le Département retire de l'exploitation directe de son Asile d'aliénés qui, par surcroît, a suffi à ses développements successifs sans subvention d'aucune sorte.

Ce haut prix de revient dans lequel n'entrent que les frais d'administration et d'entretien individuel, établi en dehors de tous frais de constructions ou d'amortissement d'emprunts, révèle, sans qu'il soit nécessaire de recourir à plus de détails, le degré de confort dans l'assistance d'indigents d'une région où les habitudes de sobriété rendent peu exigeants en matière d'alimentation, et où les matières consommées sont relativement à bon marché.

Comment parvient-on à équilibrer le budget, malgré cet écart entre le prix de revient et le prix de journée des indigents ?

Par le rendement considérable du domaine agricole ;

Par l'intensité du travail organisé dans toutes branches professionnelles utilisables;

Par les bénéfices d'un pensionnat prospère ;

Par une surveillance toujours en éveil de l'emploi des matières;

Et aussi, peut-on ajouter, par un esprit de défense traditionnel

de la part de l'Administration contre les prétentions des fournis-
seurs.

Ces deux dernières considérations peuvent paraître un peu
banales. Elles ne font que reproduire le principe fondamental
de toute économie. Encore l'application plus ou moins rigoureuse
explique-t-elle souvent la variété de fortune des collectivités
comme des individus.

Des chiffres précis établissent les ressources qui viennent
contrebalancer l'insuffisance du prix de journée des indigents.

En prenant comme types les résultats du dernier exercice
liquidé, sensiblement égaux aux résultats moyens des cinq dernières années, on arrive aux constatations suivantes :

Le montant brut des produits récoltés a été évalué pour cette
année, en chiffres ronds, à....................... 54.000 fr.
Et le bénéfice net à......................... 20.000 fr.
la différence comprenant les frais de l'exploitation.

L'ensemble des travaux exécutés dans les divers ateliers
d'hommes ou de femmes accuse une valeur globale de   46.400 fr.
Et le bénéfice net est estimé à................. 25.000 fr.

Les pensionnats ont fourni une recette de 168.000 francs, dont
il serait assez délicat de faire ressortir le bénéfice exact.

Dans l'ordre des dépenses, des économies réelles sont imputa-
bles au système de gestion de l'Asile St-Luc : ainsi, grâce à
l'existence d'un abattoir propre à l'Asile et à l'achat direct par
un agent expérimenté sous les ordres de l'Économe des animaux
sur pied, la qualité du bétail gras étant dès lors à l'entière dis-
crétion de ce service et toujours irréprochable, 70.000 kil. de
viande ont pu être consommés à l'Asile sur cet exercice au prix
net de 1 fr. le kilo calculé après abattage.

Le prix du pain sorti des minoterie et boulangerie de l'Asile
est revenu à moins de 0 fr. 23 le kilo.

Ce sont là, semble-t-il, les principaux facteurs de l'équilibre
financier de cet Asile dont la population totale dépasse 1.000
personnes et qui accusait à la fin de cet exercice :

En recettes................ .... 554.782 54
Et en dépenses................... 539.848 27

.

Reproduction d'une maquette en bois représentant une Vue d'ensemble de l'Asile des aliénés de Pau.

Sur cette maquette, la plus grande partie des arbres a été supprimée afin de laisser voir les constructions.

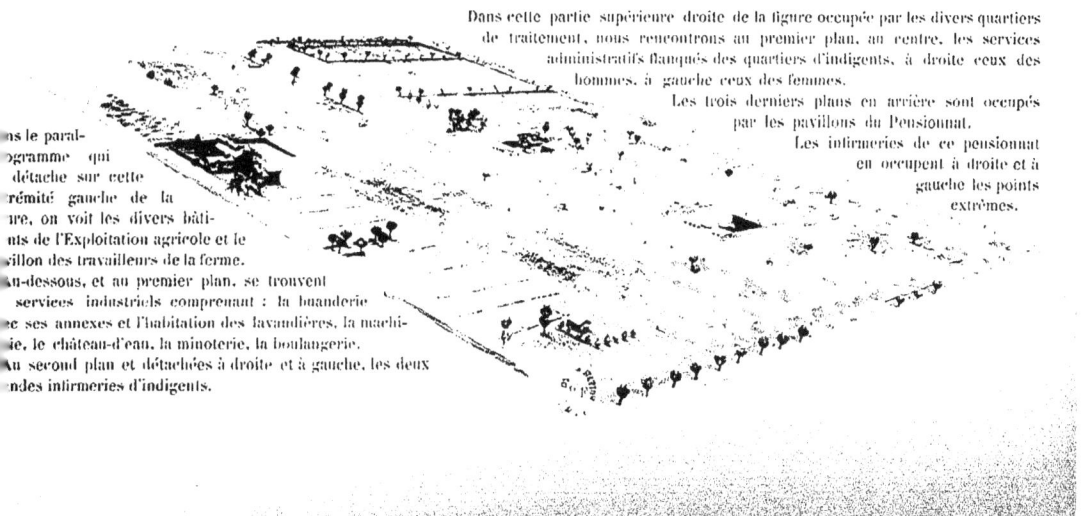

Dans cette partie supérieure droite de la figure occupée par les divers quartiers de traitement, nous rencontrons au premier plan, au centre, les services administratifs flanqués des quartiers d'indigents, à droite ceux des hommes, à gauche ceux des femmes.

Les trois derniers plans en arrière sont occupés par les pavillons du Pensionnat.

Les infirmeries de ce pensionnat en occupent à droite et à gauche les points extrêmes.

...ns le paral-
...gramme qui
...détache sur cette
...rémité gauche de la
...ure, on voit les divers bâti-
...nts de l'Exploitation agricole et le
...villon des travailleurs de la ferme.
...u-dessous, et au premier plan, se trouvent
...services industriels comprenant : la buanderie
...e ses annexes et l'habitation des lavandières, la machi-
...ie, le château-d'eau, la minoterie, la boulangerie.
...Au second plan et détachées à droite et à gauche, les deux
...ndes infirmeries d'indigents.

Personnel Médical, Administratif et de Surveillance.

Le personnel de l'Asile de Pau comprend :

Un Médecin-Directeur ;

Un Médecin-Adjoint ;

Deux Internes en médecine ;

Un Aumônier du culte catholique résident ; les Ministres des autres religions ont la faculté de réunir périodiquement leurs coreligionnaires dans un salon mis à leur disposition ;

Un Receveur ;

Un Économe et deux Commis d'Économat ;

Un Secrétaire de Direction et un Commis de Direction ;

Un Surveillant en Chef de la section des hommes ;

Une Surveillante en Chef (Supérieure des Sœurs), de la section des femmes ;

Un Chef agricole chargé, en outre, des achats des animaux de boucherie ;

13 Chefs d'ateliers ;

47 Surveillants ou Infirmiers dans la section des hommes ;

17 Sœurs et 41 Infirmières laïques dans la section des femmes ;

Une Maîtresse de musique.

Les infirmiers des deux sexes suivent les Cours de l'École professionnelle ouverte à l'Hôpital de Pau. *Écoles d'infirmiers.*

Des conférences plus spéciales sont également organisées à leur usage par les Médecins de l'Établissement.

Le recrutement du personnel infirmier assure en général de très bons choix dans ce pays de belle éducation morale, où les habitudes alcooliques sont exceptionnelles et le genre de vie très harmonique. *Recrutement du personnel de surveillance.*

Les appointements des infirmiers et infirmières vont de 250 à 600 fr. pour les infirmiers et de 180 à 400 fr. pour les infirmières.

.*.

Hygiène et pratiques thérapeutiques.

La majeure partie des aliénés traités dans cet Asile proviennent des Hautes-Pyrénées, des Landes et des Basses-Pyrénées.

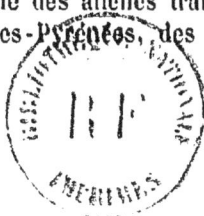

Pourcentage des guérisons et améliorations. Le plus souvent ils ne sont admis que longtemps après le début de leur folie ; aussi les cas curables sont-ils plutôt rares.

Malgré ces conditions défavorables, la proportion des sorties par guérison ou amélioration notable a été encore pour les cinq dernières années de 40 % des entrées.

Taux de la mortalité. La mortalité est tombée progressivement de 13 %, qu'elle atteignait jadis, à moins de 5 %. Cette diminution de la mortalité a été en raison directe des améliorations successives introduites dans l'hygiène de St-Luc dont les diverses étapes ont été énoncées ci-dessus.

Congés de convalescence ou d'essai. La pratique des congés de convalescence ou de sorties à titre d'essai est entrée dans les mœurs depuis une dizaine d'années ; fréquemment usitée, elle n'a encore jamais donné de mécomptes.

No-restraint. Le no-restraint est en faveur.

Sur 900 malades, c'est à peine si une dizaine occupent des chambres d'isolement quand surviennent des crises violentes. Pour tous les autres cas d'excitation, le traitement sédatif par l'emploi du lit ou des bains prolongés, principalement, suffit.

Suppression radicale de la camisole de force. La camisole et les manches de force, les entraves, sont plus que prohibées : elles sont inconnues du personnel depuis une dizaine d'années. Ce n'est pas qu'ici comme ailleurs on ne les ait crues pendant longtemps indispensables. La Direction actuelle trouva, à ses débuts, une quarantaine de camisoles de force dont elle essaya en vain de restreindre l'emploi. Toutes sortes de raisons troublantes, puisées dans la routine ou une imagination apeurée, étaient opposées au désir du Chef de service qui, de guerre lasse, prit la résolution de les faire disparaître toutes irrévocablement en les vendant à d'autres Maisons de santé ou en les détruisant.

La chasse fut faite également aux entraves et autres engins bizarres servant à fixer les bras et les jambes. Bref, depuis dix ans, il n'existe plus rien de cet outillage suranné. Bien plus, à partir du jour où fut prise cette mesure radicale et pendant les dix années qui ont suivi, jamais, absolument jamais encore, l'indication d'un quelconque de ces moyens de contrainte n'est apparue pour personne.

Open-door. L'open-door est absolu pour les travailleurs des champs dont les habitations sont hors des murs et qui se meuvent individuellement à peu près à leur guise, en dehors des heures de travail.

Les grands payants jouissent d'une liberté encore plus grande. Surveillés ou pas surveillés, suivant les cas, ils ne sont guère présents dans leurs pavillons que pour les heures de traitement, les repas et la nuit.

Encore, pendant la nuit, en est-il un assez grand nombre qui se rendent aux soirées théâtrales de la ville ; du côté des hommes, presque tous sont munis de bicyclettes et circulent dans un rayon de 15 à 20 kilomètres.

Isolés ou en groupes, ils sont autorisés à faire des absences de plusieurs jours, mais toujours surveillés dans ces circonstances, pour pérégriner dans les Pyrénées, allant parfois de l'Océan à la Méditerranée, ou traversant les monts pour visiter l'Espagne.

Les pensionnaires ordinaires, qui ne peuvent s'offrir un tel luxe, ont un cadre d'excursions plus limité. Mais tous les indigents et indigentes, comme toutes les catégories de pensionnaires, hormis les infirmes et quelques rares agités, sortent périodiquement, soit le dimanche, soit, s'ils ne sont pas travailleurs, les jours ordinaires, par petites escouades dirigées par des infirmiers ou infirmières, pour des promenades en pleine campagne ou sur les avenues de la ville.

Le repos au lit pour le traitement des aliénés a été essayé Clinothérapie. systématiquement pour toutes les formes de folie curable dès 1898 ; ces expériences ont même fait le sujet d'une thèse inaugurale d'un des internes de cet Établissement [1].

Peu à peu, l'emploi de cette méthode a été restreint aux grands agités pendant les premiers mois de traitement, aux malades d'une constitution affaiblie, aux gâteux et, d'une manière plus générale, à tous les aliénés qui ont une tendance à se déprimer, s'exciter ou s'user par un trop vaste champ d'action ou au contact direct des autres malades. Le grand avantage de ce système est incontestablement l'observation plus attentive de leur état, des soins plus constants, et le ménagement des énergies physiologiques si souvent compromises chez les aliénés.

Plus de 120 aliénés en moyenne profitent, d'après ces indica-

1. — *Essai à l'Asile de Pau du traitement des aliénés par le repos au lit*, par le Dr Clausolles. — Toulouse, 1890. Imprimerie A. Trinchant.

tions, de l'alitement, qui est interrompu de deux à quatres heures par jour, suivant les cas, et remplacé par les bains ou par des exercices modérés dans les galeries-promenoirs et dans les préaux.

Traitement méthodique du gâtisme. Les inconvénients du gâtisme sont corrigés par une méthode inaugurée à St-Luc depuis peu de temps, qui consiste en l'obligation de présenter les malpropres, trois fois par jour sur la chaise percée, et d'aider les évacuations par des lavages rectaux, plus rarement par la sonde uréthrale.

Au chevet du lit de chaque incontinent est fixé un cadran de 24 heures, sur lequel est barré à l'encre rouge le quart d'heure de présentation sur le siège d'aisance. Moyen de contrôle qui permet aux surveillants et au personnel médical de savoir à toute heure si les prescriptions pour la cure du gâtisme sont fidèlement suivies.

L'indication des résultats obtenus est notée sur la feuille d'observation de chaque malade, et les dits résultats sont totalisés à la fin du mois sur un tableau synoptique jusqu'à guérison.

Rareté des eschares attribué au mode de couchage. Malgré le nombre relativement élevé de malades qui gardent un décubitus prolongé, les eschares sont tellement rares que des années s'écoulent parfois sans qu'on ait à les constater, et on peut se demander si cette absence d'eschares ne doit pas être attribuée au mode de couchage spécial à cet établissement et ignoré peut-être en dehors de cette région.

Il se compose d'une herbe sèche très élastique, moelleuse en même temps, et difficilement putrescible quoique recueillie dans les terrains marécageux des landes qui entourent la ville de Pau. Les gens du pays la désignent sous le nom de « paillole ». Elle porterait, en langage de botanique, le nom de *mollinia cœrula*.

On en remplit la caisse des lits des agités ainsi que des malpropres ; pour les autres on en garnit les matelas. Son prix de revient sur place étant peu élevé, tous les matins relève est faite des parties souillées qui sont détruites immédiatement. C'est un couchage très doux, très aéré, ne retenant pas les liquides, et probablement aseptique, par suite de son renouvellement quotidien chez les malpropres et très fréquent partout ailleurs.

Les quelques déchireurs comme on en trouve partout qui, après avoir déchiré chemise, couvertures et draps de lit, seraient ainsi exposés pendant la nuit à se refroidir, se plongent instinctivement dans lo centre do cette douce et chaude litière, toujours propre, s'en recouvrent en totalité au point qu'il faut en écarter plusieurs couches pour les y dénicher, et se délectent dans ce milieu qui ne gêne en rien leur respiration.

A ce textile est substitué dans les caisses de lit jusqu'à pleins bords un amas de son[1] qui remplit le même usage mais non aussi bien, s'il survient que des aliénés trop ingénieux, ce qui est arrivé deux fois, s'avisent d'en fabriquer des tresses qui, bien que pareilles suites n'aient jamais été constatées, pourraient favoriser à la rigueur des tentatives de strangulation.

Depuis le désencombrement de l'Asile, l'augmentation du cube d'air des dortoirs (près de 20 mètres pour les valides, de 30 à 50 mètres pour les infirmes et les malpropres), la ventilation énergique de tous les habitats par des ventouses au ras des parquets et des plafonds, et des cabinets d'aisance intérieurs par des cheminées d'appel munies d'un brûleur à gaz, l'installation des crachoirs fixes et portatifs répandus à profusion, le lavage quotidien des sols bitumés et des parquets, le nettoyage humide des murs peints à l'huile ou au ripolin, l'obtention d'une eau irréprochable, et la pratique de l'antisepsie, les maladies épidémiques et contagieuses n'ont plus reparu. Seule la grippe est encore entrée ici pendant ces dernières années ; la tuberculose est devenue très rare alors qu'elle en était le fléau. Si elle y est fatalement introduite par les nouvelles admissions, elle est cantonnée dans les chambres d'isolement et de cure des infirmeries, mais ne paraît plus avoir de foyer dans les quartiers.

Telles sont, *grosso modo*, les particularités du passé et du présent de l'Asile St-Luc présentant quelque intérêt.

Cube d'air attribué aux aliénés.

Aération des locaux.

Améliorations de l'hygiène de l'habitation.

Rareté des maladies contagieuses et de la tuberculose.

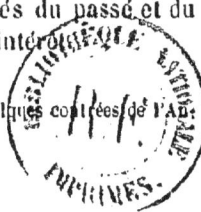

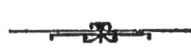

1. — Cette garniture serait également employée en quelques contrées de l'Angleterre pour les nourrissons.

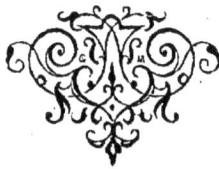

www.ingramcontent.com/pod-product-compliance
Lightning Source LLC
Chambersburg PA
CBHW070723210326
41520CB00016B/4444